TDAH
Guía para comprender y tratar el TDAH

Amanda Allan

CONTENTS

INTRODUCCIÓN

Seguro que alguna vez has oído a alguien decir: "Lo siento, es mi TDAH", o quizá lo hayas dicho tú mismo cuando te distraes o te cuesta concentrarte en el trabajo. Al pensar en el TDAH, la mayoría de la gente se imagina a un niño dando saltos por la clase, incapaz de estarse quieto. Sin embargo, el TDAH es mucho más que tener dificultades para concentrarse, estarse quieto y centrarse.

TDAH significa trastorno por déficit de atención con hiperactividad. El *Manual diagnóstico y estadístico de los trastornos mentales (quinta edición con revisión del texto)*, o *DSM-V-TR*, es el estándar de oro actual para el diagnóstico de todos los trastornos mentales conocidos y reconocidos en los Estados Unidos. También es al que yo, y la mayoría de los profesionales que trabajan con el TDAH, nos referiremos principalmente cuando hablemos de síntomas y diagnósticos.

El TDAH es un trastorno del neurodesarrollo asociado a la impulsividad, la falta de atención y el comportamiento hiperactivo. Esto puede causar tensiones y trastornos en muchos entornos diferentes. Esto se debe a una disfunción ejecutiva, lo que significa que las partes del cerebro responsables de la planificación, la toma de decisiones y la ejecución de acciones no funcionan como deberían. En cierto sentido, las personas con TDAH no tienen los mismos filtros para los estímulos entrantes y las acciones salientes que los individuos neurotípicos. Esto hace que se distraigan con facilidad, que les cueste más concentrarse y que a veces les resulte más difícil "controlar" conscientemente su propio comportamiento. Simplemente, sus cerebros procesan mucha más información a la vez que los neurotípicos y, dependiendo de la teoría que se siga, a un ritmo mucho más rápido o mucho más lento.

No es ningún secreto que las opiniones sobre el TDAH pueden estar muy divididas. Un grupo cree que es una excusa para que los niños que son "vagos" y "no han sido bien educados" sean medicados para que sean "más fáciles de manejar" por profesores con exceso de trabajo en sistemas educativos poco desarrollados. Otro grupo, en cambio, aboga por el TDAH y cree que es un trastorno digno de reconocimiento con ciertas causas, aunque poco claras, que los individuos no pueden evitar. Además, hay grandes discrepancias sobre el uso de Ritalin para tratar a las personas con TDAH, sobre todo a los niños.

Es posible que reconozca algunas representaciones del TDAH en los medios de comunicación populares. Uno de los ejemplos más destacados es Bart Simpson, a quien incluso se le recetó metanfetamina -no muy diferente a Ritalin- en un episodio de 1999 de *Los Simpson* llamado "El pequeño ayudante del hermano". Otros ejemplos son Robin de la popular serie de Netflix *Stranger Things*, cuyo TDAH resulta ser muy útil, y Stiles de *Teen Wolf*, que es el niño del cartel para el tipo hiperactivo-impulsivo de TDAH. Estos personajes a menudo sirven como comentario social -o alivio cómico- a pesar del hecho de que las personas con TDAH a menudo luchan severamente con el funcionamiento diario. La representación precisa de la salud mental es importante porque puede ayudar a reducir el estigma y a normalizar sus acciones y luchas.

En este libro, repasaré la historia del TDAH, cómo llegó a ser reconocido y nombrado, y cómo los enfoques y tratamientos han evolucionado con el tiempo. También discutiré cómo se diagnostica el TDAH, los signos y síntomas del TDAH y cómo difieren entre géneros. Incluiré las principales teorías actuales sobre las posibles causas del TDAH y su impacto en la vida diaria. Un capítulo sobre las opciones de tratamiento para el TDAH detallará los medicamentos disponibles actualmente y las estrategias empleadas en terapia. Por último, hablaré de cómo se puede apoyar a alguien con TDAH, ya que no siempre afecta sólo al individuo.

Este libro servirá como introducción a todos los aspectos más importantes del TDAH, armándote con el conocimiento suficiente para entenderte a ti mismo o a cualquier persona que conozcas que haya sido diagnosticada con TDAH. Lo último que alguien con TDAH quiere es un muro de texto intimidatorio, así que mantendré las cosas lo más sencillas posible sin omitir detalles importantes.

Es importante recordar que la experiencia de cada persona con el TDAH es diferente, respetar la trayectoria de los demás y ser amable y paciente con uno mismo si a uno le han diagnosticado TDAH.

CAPÍTULO I: BREVE HISTORIA DEL TDAH

¿Qué es el TDAH?

La quinta edición del *Manual Diagnóstico y Estadístico de los Trastornos Mentales* (*DSM*) de la Asociación Americana de Psiquiatría define el TDAH como "un patrón persistente de falta de atención y/o hiperactividad-impulsividad que interfiere en el funcionamiento o el desarrollo". Se caracteriza por falta de atención, hiperactividad e impulsividad. Es un trastorno del neurodesarrollo, lo que significa que consiste principalmente en un sistema neurológico disfuncional que afecta a la forma en que el cerebro se desarrolla y funciona, lo que puede causar problemas con el desarrollo y las funciones sociales, intelectuales y emocionales. Por este motivo, la aparición es más frecuente en la infancia, aunque debido a las diferencias en la gravedad y la expresión de los síntomas entre niños y niñas, los niños tienen más probabilidades de ser diagnosticados que las niñas.

Historia del TDAH

En términos del ámbito más amplio de la historia de la psiquiatría, el TDAH es un descubrimiento relativamente reciente. Prácticamente no existen textos u otros relatos, ya sean médicos o de otro tipo, que hagan referencia a los síntomas que conocemos como marcadores del TDAH antes de finales del siglo XVIII, a diferencia de las referencias al trastorno obsesivo-compulsivo (TOC) que se remontan a la Edad Media y las menciones de afecciones similares a la depresión que existen desde que los seres humanos empezaron a escribir y a registrar información. Esto, sin embargo, no significa que el TDAH no existiera antes del siglo XVIII, ya que hay pruebas basadas en la investigación que sugieren que hay un componente genético en el trastorno.

La razón por la que el TDAH se descubrió tan "tarde" se debe a la forma de pensar de la mayoría de la gente y al hecho de que sus estilos de vida empezaban a cambiar durante estos periodos de una forma que haría que los síntomas del TDAH se convirtieran en problemáticos. Antes de esto, probablemente debido a otras circunstancias y a un contexto diferente, los comportamientos de las personas con TDAH no se consideraban un problema, por lo que pasaban desapercibidos. Las personas con TDAH no eran necesariamente conscientes de que eran diferentes, por lo que no necesitaban ni buscaban tratamiento. Fue alrededor del siglo XIX cuando la asistencia a la escuela se hizo obligatoria por ley para proteger a los niños de ser explotados como mano de obra barata o gratuita, para garantizar que todos recibieran la misma educación básica y para reducir la brecha entre ricos y pobres dando a todos las mismas oportunidades. La revolución industrial también estaba provocando un cambio en el lugar de trabajo; con el tiempo, la jornada laboral del individuo medio ya no consistiría principalmente en trabajo físico a medida que las máquinas se hacían cargo de estas tareas, sino en un "trabajo de oficina" más sedentario. Estas situaciones no siempre son las más productivas para los individuos con TDAH, y comportamientos que antes no habían causado preocupación de repente se volvieron perturbadores y problemáticos. En pocas palabras, el mundo neurotípico evolucionó y dejó a los individuos neurodivergentes sin apoyo, esperando que cambiaran o se quedaran atrás.

Siglo XVIII

Melchior Adam Weikard, un médico alemán, fue probablemente el primero en escribir sobre el TDAH en la literatura médica, ya que describió muchos de los síntomas de falta de atención del TDAH en su libro de texto de 1775 *Der Philosophische Arzt.* Su recomendación era alejar al individuo excesivamente estimulado de todo ruido y objetos que le distrajeran y colocarlo en una habitación tranquila y oscura para que se calmara si era hiperactivo. Además, recomendaba el tratamiento con ciertos tipos de estimulación, como los baños fríos, el agua mineral, la equitación y el ejercicio gimnástico para recalibrar los nervios. Aunque algunas de sus recomendaciones puedan parecer extrañas, Weikard identificó correctamente que la sobreestimulación era un desencadenante de ciertos síntomas.

También hay un capítulo escrito por un médico escocés, Alexander Crichton, en su libro de 1798 *Inquiry into the Nature and Origin of Mental Derangement.* El capítulo titulado "La atención y sus enfermedades" no sólo describe una afección muy similar a lo que hoy conocemos como TDAH, sino que su visión filosófica de la misma es muy interesante y similar a los enfoques psicológicos más recientes del TDAH. En este capítulo, Crichton describe los síntomas de la falta de atención, diciendo: "estos individuos son incapaces de centrarse de forma continua en un solo tema cuando se les requiere debido a algún tipo de disfunción interna que les hace distraerse de un tema o actividad." Lo llamó inquietud mental, un término apropiado para los procesos de pensamiento de los individuos con TDAH. La hiperactividad no siempre se refiere necesariamente a la hiperactividad física; también puede referirse a "pensamientos hiperactivos." Además, se quejaba de lo mal que había cambiado el entorno para adaptarse a este tipo de individuos. Aunque eran inteligentes y capaces, una escolarización incorrecta y un entorno implacable pueden llevarles a comportamientos más problemáticos o hacer que se rebelen contra el aprendizaje en general, en lugar de identificar y alimentar los intereses y talentos que surgen de forma natural para ayudarles a alcanzar el éxito y la felicidad.

Desgraciadamente, las ideas de Weikard y Crichton sobre el TDAH o síntomas similares, por muy adelantadas que estuvieran a su tiempo, no fueron ampliamente reconocidas. En el caso de Crichton, una parte significativa de su libro era de naturaleza filosófica y no se consideraba "suficientemente científica".

Siglo XIX

Heinrich Hoffmann fue un médico alemán que también escribió un libro infantil en la década de 1840 titulado *Struwwelpeter: Historias alegres e imágenes divertidas*, con la intención de entretener a su hijo y quizá transmitirle importantes lecciones de vida de la época a través de sus poemas. Uno de estos poemas trata de un niño "salvaje" y "travieso" llamado Fidgety Phillip que va montado en su silla y luego se cae, haciendo un desastre (1962). Muchos estudiosos creen que el personaje se inspiró en pacientes que el propio Hoffmann había encontrado y que ésta fue la primera descripción ficticia de un personaje con TDAH. Por supuesto, es discutible si esta mención de un niño hiperactivo que juguetea en una silla es prueba suficiente para diagnosticar el TDAH a Fidgety Phillip, pero psiquiatras, clínicos e historiadores del TDAH han debatido lo suficiente sobre el poema como para que merezca la pena mencionarlo.

Siglo XX

1902

Durante mucho tiempo se creyó y aceptó que George Still, uno de los primeros pediatras británicos, fue el primero en describir el TDAH en la literatura médica, hasta que se descubrieron los escritos sobre síntomas similares al TDAH en el libro de texto de Weikard. En 1902, Still hablaba de sus pacientes y de su incapacidad para controlarse debido a su escasa moral, diciendo que si no fuera por sus niveles normales de inteligencia, se les consideraría dementes. En otras

palabras, Still veía el comportamiento similar al TDAH de sus pacientes como
una disfunción de la moralidad en el cerebro y el comportamiento impulsivo
que mostraban se debía a una falta de conciencia. Aunque sus comportamientos
eran impulsivos y parecían hiperactivos, la violencia de su conducta pone en
duda que realmente tuvieran TDAH según los estándares modernos. Los críticos
modernos señalan cómo las ideas de la moral victoriana influyeron en la obra
y los escritos de Still y son un indicio de la creencia de la época de que el mal
comportamiento estaba causado por daños cerebrales.

Sin embargo, el trabajo de Still sigue siendo relevante e importante para la historia
del TDAH, porque provocó que se prestara atención a los niños con conductas
impulsivas, hiperactivas y de falta de atención que, por lo demás, eran normales
e inteligentes. Inició el proceso de identificar a los niños que mostraban un
comportamiento que se consideraba perjudicial para los entornos educativos y
sociales. También se hizo cada vez más importante para los organismos admin-
istrativos y legislativos poder categorizar a los niños como "capaces" -es decir,
neurotípicos- e "incapaces" -aquellos con discapacidades intelectuales y de apren-
dizaje- para separarlos y mantener a los "incapaces" alejados de la sociedad en
forma de manicomios. Pero como los niños con TDAH no encajaban en ninguna
de las dos categorías, fue necesario crear una nueva.

1917-1920

Entre 1917 y 1918, hubo una epidemia de *encefalitis letárgica*, también conocida
como la "enfermedad del sueño". Muchos niños que sobrevivieron a la enfermedad del sueño, así como a la pandemia de gripe de 1919-1920, mostraron síntomas similares a los del TDAH, y durante mucho tiempo se pensó que cualquier
síntoma similar al TDAH se debía a un daño cerebral, y el fenómeno se denominó
trastorno de conducta post-encefalítico. La realidad era que las infecciones habían
causado algún tipo de daño o inflamación en las partes del cerebro responsables
de la cognición, lo que provocaba un comportamiento impulsivo, agresivo e
hiperactivo.

1930s

En la década de 1930, el psiquiatra Charles Bradley utilizaba un doloroso (y, afortunadamente, obsoleto) proceso llamado neumoencefalografía para hacer radiografías de las cabezas de sus pacientes. El proceso consistía en drenar una gran cantidad del líquido cefalorraquídeo que rodea el cerebro de la cabeza de sus pacientes y sustituirlo por oxígeno o helio para que las radiografías que tomaba fueran más nítidas. Prescribía a sus pacientes una anfetamina, la Benzedrina, para estimular la regeneración de los líquidos cefalorraquídeos. Los profesores del Hogar Bradley empezaron a notar que los niños que habían recibido Benzedrina rendían más en la escuela y también se comportaban mejor. Bradley empezó a tratar regularmente a los niños con Benzedrina y publicó sus hallazgos en el *American Journal of Psychiatry*. A pesar de este supuesto avance en su momento, pasaron 25 años antes de que se generalizara el uso de las anfetaminas para tratar el TDAH. La razón es que los pacientes de Bradley eran considerados "enfermos", por lo que el tratamiento se consideraba tangencial. Tampoco había una necesidad aparente de tratar el TDAH en la década de 1930, ya que la gente ni siquiera sabía que existía todavía.

1950s

En la década de 1950, el TDAH empezó a convertirse en un problema para la sociedad y el sistema educativo debido a los cambios en la visión de lo que se consideraba "normal". Las personas con TDAH empezaron a abogar por sí mismas y, en última instancia, iniciaron el proceso de reconocimiento del TDAH por parte de los profesionales sanitarios.

1952

La primera edición del *DSM* fue publicada en 1952 por la Asociación Americana de Psiquiatría (APA), pero no mencionaba el TDAH.

1955

El Ritalin, un psicoestimulante que contiene metilfenidato, fue aprobado por la Food and Drug Administration (FDA) en 1955. La comunidad científica la consideraba un medicamento milagroso, una "panacea" para muchos trastornos psiquiátricos, incluida la energización de pacientes mayores con depresión.

1957

En 1957 se publicaron dos artículos importantes: uno de Maurice Laufer y Eric Denhoff y otro de Gerald Solomons. Estos trabajos describían una enfermedad llamada "trastorno hipercinético del impulso". En su investigación, Laufer y Denhoff se centraron principalmente en cómo afectaba la hiperactividad al rendimiento escolar, y recomendaron el tratamiento con psicoestimulantes como el Ritalin. En cuanto a la causa de esta "forma precoz de TDAH", especularon que las dificultades durante el embarazo y el parto, así como factores emocionales en la primera infancia, eran la causa probable. Lo que cambió con la publicación de estos trabajos es que la gente ya no consideraba que el TDAH fuera una afección que sólo tenían los niños con lesiones cerebrales, sino que también podía afectar a niños normales.

Finales de los años 50

Para ayudar a los profesores y a los profesionales sanitarios a identificar y apoyar a los niños con problemas de salud mental que tenían dificultades con las tareas escolares, se decidió que era necesario un mediador. Así se creó la figura del orientador escolar. En relación con el TDAH, ayudaban a identificar a los niños que lo padecían y recomendaban a sus padres un tratamiento adicional. Además, supervisaban el rendimiento escolar de los alumnos con TDAH, proporcionándoles ayuda y, eventualmente, orientación profesional y universitaria una vez que terminaban la escuela.

El propósito del consejero escolar era identificar los problemas de los niños y servir de red de seguridad para atraparlos cuando flaqueaban. Esto aliviaba en parte la carga de los profesores, que habían tenido que desempeñar este papel en cierta medida antes de la introducción del consejero escolar.

1960s

En la década de 1960, el Ritalin se recetaba activamente para tratar el TDAH, pero su uso para pacientes esquizofrénicos y deprimidos disminuyó rápidamente.

El TDAH se convirtió en uno de los principales focos de investigación y finalmente se reconoció en el *DSM-II* como "reacción hipercinética de la infancia" en 1968.

Sin embargo, debido a los vagos criterios de diagnóstico disponibles en aquella época, casi cualquier niño que mostrara algún tipo de comportamiento hiperactivo o perturbador era diagnosticado de TDAH, a pesar de que cierto grado de falta de atención, impulsividad, actividad hipercinética y comportamiento perturbador es típico de los niños en desarrollo. También se convirtió en una "excusa" -un término popular utilizado para explicar la mala crianza- y el TDAH era casi una epidemia en la década de 1960 en Estados Unidos.

La necesidad de EE.UU. de superar a la Unión Soviética durante la Guerra Fría y la creciente automatización de muchas industrias condujeron a una mayor necesidad de personas con un alto rendimiento académico frente a trabajadores cualificados. Este cambio cultural tuvo un profundo impacto en la investigación y el tratamiento del TDAH.

Después de que la Unión Soviética lanzara dos satélites Sputnik al espacio, los políticos estadounidenses, los científicos y el ejército culparon al sistema educativo de no proporcionar suficientes miembros de la sociedad altamente inteligentes y capacitados en matemáticas, física, múltiples idiomas e ingeniería. Esto condujo al desarrollo de un entorno académico intolerante con el bajo rendimiento académico y con políticas más estrictas, y de repente se valoró más a los estudiantes tímidos y con exceso de rendimiento que a los más activos y "menos inteligentes".

Las jornadas escolares se alargaron, los planes de estudios se hicieron más intensivos y se repartieron más deberes, creando un espacio en el que es muy difícil funcionar para la mayoría de los niños, independientemente de si son neurodivergentes o no. Estas elevadas exigencias supusieron más presión y estrés para los niños, con escasa adaptación o compasión para los que tenían dificultades. Hasta la década de 1950, los estudiantes con dificultades académicas abandonaban los estudios para encontrar un trabajo, normalmente físico, para el que estuvieran más capacitados, pero las nuevas leyes prohibían a los estudiantes abandonar los estudios antes de cierta edad y cada vez había menos oportunidades de trabajo no cualificado e incluso cualificado.

A día de hoy, el TDAH sigue estando fuertemente asociado a un bajo rendimiento escolar, a pesar de que las personas con TDAH son tan inteligentes como sus compañeros neurotípicos, ya que la estructura general del sistema educativo no ha cambiado y se sigue haciendo mucho hincapié en los altos logros académicos y las cualificaciones terciarias.

El nacimiento de la generación del baby boom (individuos nacidos entre 1946-1964) inició el ciclo de aulas masificadas y escuelas con escasez de fondos y personal. Un gran número de niños se incorporó repentinamente al sistema educativo, y la mujer moderna buscaba otras salidas laborales distintas de la enseñanza y la enfermería. El aumento de la asistencia escolar, los problemas de falta de personal y la falta de financiación provocaron tensiones elevadas y un aumento de la intolerancia hacia el "comportamiento problemático", lo que convirtió a los niños con TDAH en desafortunados objetivos de las medidas disciplinarias. En la década de 1960 se pensaba que había que identificar, diagnosticar y tratar a los niños problemáticos para que se ajustaran a los estándares neurotípicos.

1970s

Durante la década de 1970, el pánico al TDAH siguió creciendo, pero con el final de la Guerra Fría y tras la guerra de Vietnam, la necesidad de "mejores estudiantes" continuó, esta vez para luchar contra el terror y mantener la posición de Estados Unidos como gigante económico y político. En lugar de competir sólo con los soviéticos, los escolares competían ahora también con estudiantes chinos, indios y brasileños.

1980

En la tercera edición del *DSM*, la "reacción hipercinética de la infancia" pasó a denominarse trastorno por déficit de atención (TDA) en 1980. El TDA se dividió a su vez en dos subtipos: TDA con hiperactividad y TDA sin hiperactividad. La investigación sobre el TDAH continuó, ya que las preocupaciones que lo rodeaban habían llegado para quedarse. La comprensión del TDAH mejoró fuera del sector social y académico, mientras que los padres, el gobierno y las empresas farmacéuticas presionaban a favor de la intervención farmacéutica.

1987

En 1987, la APA revisó el *DSM-III* y cambió el nombre de TDA por el de TDAH e incluyó una lista de síntomas y tres subtipos identificados. Los subtipos son el TDAH de tipo combinado, el TDAH de tipo predominantemente inatento y el TDAH de tipo predominantemente hiperactivo e impulsivo. Esto se ha mantenido sin cambios en cada edición posterior.

1994

En 1994, se publicó el *DSM-IV* con una sección actualizada sobre el TDAH para reflejar con mayor precisión la investigación de la época y proporcionar directrices más específicas para ayudar a diagnosticar a las personas sin sobrediagnosticar.

Siglo XXI

2013-2022

La quinta edición del *DSM* se publicó en 2013 y, al igual que sus predecesoras, se actualizó para ser más precisa de acuerdo con las investigaciones más recientes sobre el TDAH. En 2022 se publicó una versión Text Revision del *DSM-V* para corregir información obsoleta.

El pánico en torno al TDAH ha disminuido un poco y, en cambio, ha aumentado la controversia sobre si se trata de un verdadero trastorno de salud mental. A lo largo del tiempo se han barajado diversas teorías, como si el TDAH es una excusa para que los padres eludan sus responsabilidades disciplinarias, una razón para que los profesores no controlen mejor sus aulas o una enfermedad ficticia creada por las empresas farmacéuticas para ganar más dinero. Estas teorías hicieron que la gente se volviera más escéptica sobre el TDAH en su conjunto. La gente también empezó a criticar el uso de psicoestimulantes para tratar a los niños, ya que a menudo se administraban desde una edad muy temprana, a pesar de los muchos y terribles efectos secundarios.

El abuso del metilfenidato también se ha extendido, utilizado por algunos como supresor del apetito para perder peso y por estudiantes universitarios para poder estudiar durante más tiempo y hacer frente al riguroso horario de la vida universitaria. Debido a sus efectos estimulantes y a su potencial adictivo, el metilfenidato se ha convertido también en una droga recreativa.

Desde un punto de vista más positivo, el proceso de diagnóstico se ha vuelto más refinado para evitar diagnósticos erróneos de niños que son simplemente enérgicos o desatentos dentro de los rangos normales. Otros criterios garantizan que otras afecciones con síntomas similares de disfunción cognitiva, como el autismo, los trastornos de ansiedad y los trastornos por tics, se excluyan antes de diagnosticar a alguien con TDAH.

El tratamiento también ha mejorado gracias a una mayor atención a la terapia, los cambios en el estilo de vida y el control de los factores ambientales, así como a una mayor variedad de medicamentos disponibles.

Las opiniones sobre el TDAH siguen siendo controvertidas, concretamente en torno al temor a diagnosticar innecesariamente a niños que se encuentran dentro de un rango normal de comportamiento, los medicamentos utilizados para tratar el TDAH y las causas del TDAH.

La pandemia de COVID-19

Ningún relato histórico estará completo sin hablar de la pandemia de COVID-19 que estalló en 2020. No sólo tuvo un impacto significativo en la sanidad, la economía y la seguridad laboral de muchos, sino que también tuvo un inmenso efecto primario y secundario en la salud mental de todo el mundo. Muchas personas desarrollaron depresión y ansiedad durante este tiempo, gracias tanto a la pandemia en sí como a las restricciones que algunos gobiernos pusieron en marcha.

Con la imposición de bloqueos en todo el mundo y la prohibición de las interacciones cara a cara, las personas con TDAH no tenían acceso a sus redes de apoyo habituales, como la escuela, la familia y la terapia. Tampoco podían acudir a los servicios de diagnóstico, y se producía un largo retraso antes de que pudieran recibir la atención que necesitaban.

A medida que la gente iba aceptando que la pandemia no iba a desaparecer en uno o dos meses, hubo que hacer nuevos planes en materia de educación, consultas y trabajo. Muchos recurrieron a servicios en línea para interactuar a distancia. Por desgracia, las personas que vivían en zonas rurales o países en desarrollo o que no tenían un acceso fiable a Internet estaban en desventaja.

En cuanto a la educación, la transición fue difícil, ya que no existía el mismo nivel de interacción entre alumno y profesor, y muchos profesores tuvieron que im-

provisar para adaptar su plan de estudios al nuevo formato. Los profesores también han sido una parte valiosa a la hora de evaluar los síntomas del TDAH de un
alumno mediante la evaluación del rendimiento académico y el comportamiento
en la escuela, y esto ya no era una opción, por lo que los padres tuvieron que tomar
el relevo. Sin el horario y los límites de un entorno escolar, los niños con TDAH
corrían un riesgo aún mayor de quedarse atrás si los padres no intervenían para
adoptar un nuevo horario adecuado y guiarles en él. En muchos sentidos, esto
podría considerarse positivo, ya que algunos niños neurodivergentes prosperaban
lejos de las distracciones de un aula y ahora podían trabajar a su propio ritmo sin
las presiones de tiempo que suelen asociarse a la escuela.

Del mismo modo, el lugar de trabajo cambió drásticamente durante esta época,
ya que las políticas de las empresas permitían a muchos empleados trabajar desde
casa. Para los adultos con TDAH, un horario más flexible era beneficioso, ya que
podían trabajar a su propio ritmo y moverse sin miedo a ser juzgados o criticados
por "no trabajar". La eliminación de las distracciones de la oficina, como el ruido
y los compañeros de trabajo, también mejoró la productividad de muchos. Para
otros, sin embargo, la eliminación de la estructura hacía casi imposible centrarse
en el trabajo y cumplir los plazos.

El acceso a la medicación también se dificultó porque el acceso a los médicos
prescriptores se limitó a las urgencias y algunos países sufrieron escasez de ciertos
medicamentos debido a retrasos en el envío y la fabricación. En los casos en los que
el TDAH debía tratarse médicamente, ya que la alternativa tendría un resultado
más negativo, se aconsejó a los facultativos que recetaran sin necesidad de una
consulta presencial. Esto, por supuesto, era una medida temporal para hacer
frente a las circunstancias inusuales. Sin embargo, se desaconsejó aumentar las
dosis hasta que se pudiera evaluar la función cardiaca de los pacientes en persona.

CAPÍTULO 2: DIAGNÓSTICO Y SÍNTOMAS

Diagnóstico del TDAH

Los métodos utilizados para diagnosticar el TDAH siguen siendo cuestiona-dos, pero aquí hablaremos de los criterios diagnósticos según el *DSM-V-TR*, la principal pauta para las afecciones psiquiátricas en EE.UU. y otros países. La *Clasificación Internacional de Enfermedades*, que se encuentra en su 11ª revisión (*CIE-11*), es la preferida en Europa y fue creada por la Organización Mundial de la Salud (OMS). Discutiremos brevemente las diferencias entre el *DSM-V-TR* y la *CIE-11*, así como otras herramientas de diagnóstico utilizadas actualmente por psiquiatras, psicólogos y otros especialistas. Los síntomas del TDAH se discutirán junto con el diagnóstico, ya que son cruciales para el proceso de diagnóstico.

DSM-V-TR

Según *el DSM-V-TR*, el TDAH sólo puede diagnosticarse si existe un patrón de falta de atención y/o hiperactividad e impulsividad y si este patrón es persistente. Al menos seis síntomas de falta de atención y/o seis síntomas de hiperactividad e impulsividad tienen que ser persistentes durante seis meses, y tienen que alterar el funcionamiento social y académico normal. A partir de los 17 años, se requieren al menos cinco síntomas para el diagnóstico.

Los síntomas de la falta de atención son:

- cometer errores por descuido e incapacidad para concentrarse en los detalles.

- tener problemas para mantener la concentración durante mucho tiempo.

- parecer que no escucha cuando se le habla y falta de atención durante las conversaciones.

- Dificultad para seguir instrucciones y terminar proyectos o tareas.

- tener problemas para organizarse, establecer prioridades y cumplir plazos.

- evitar el trabajo que no es interesante y/o requiere largos periodos de concentración constante.

- olvidando y extraviando cosas con frecuencia.

- distraerse fácilmente con estímulos externos e internos, como sonidos, colores y líneas de pensamiento.

- olvidarse de cosas como citas, nombres y actividades e información relacionadas.

Los síntomas de hiperactividad e impulsividad son:

- estar inquieto e incapaz de permanecer sentado o de pie.

- tener problemas para permanecer sentado durante largos periodos.

- preferir correr y trepar, incluso en situaciones en las que se considera inapropiado; en adolescentes y adultos, esto puede presentarse como una sensación de inquietud.

- incapacidad para realizar actividades en silencio.

- estar a menudo en movimiento y desplazarse.

- hablando mucho.

- interrumpir con frecuencia a los demás mientras hablan o en medio de una actividad o tarea.

- impaciencia y problemas con la espera.

- responder antes de terminar una pregunta.

Los factores que hay que tener en cuenta son si los síntomas aparecen antes de los 12 años, si los síntomas están presentes en más de un entorno (por ejemplo, no sólo en el colegio, sino también en casa), si los síntomas interfieren en el funcionamiento diario normal, como la realización de tareas y la capacidad de entablar amistades, y si los síntomas no están causados por la esquizofrenia, un episodio psicótico o cualquier otro trastorno mental.

Existen tres subtipos de TDAH que pueden clasificarse a su vez en leve, moderado y grave. Los tres subtipos son:

- TDAH de tipo predominantemente inatento: seis o más síntomas de inatención y menos de seis síntomas de hiperactividad e impulsividad han estado presentes de forma persistente en los últimos seis meses.

- TDAH predominante de tipo hiperactivo-impulsivo: seis o más síntomas de hiperactividad e impulsividad y menos de seis síntomas de falta de atención han estado presentes de forma persistente en los últimos seis meses.

- TDAH de tipo combinado: seis o más síntomas de falta de atención y seis o más síntomas de hiperactividad e impulsividad han estado presentes de forma persistente en los últimos seis meses.

Los rangos de gravedad son:

- Leve: los síntomas sólo causan pequeñas alteraciones en el funcionamiento diario.

- Moderada: los síntomas causan trastornos en el funcionamiento diario que no son del todo leves, pero tampoco graves.

- Grave: los síntomas afectan significativamente al funcionamiento diario normal.

Otras características diagnósticas del TDAH señalan que es importante que los síntomas estuvieran presentes antes de los 12 años. Si estos síntomas aparecieron después de los 13 años, es muy probable que se deban a otro trastorno mental o a los efectos secundarios del abuso de sustancias. Si un adulto quiere ser diagnosticado de TDAH, la información sobre los comportamientos y síntomas de la infancia, así como los síntomas y el comportamiento de la persona en diferentes entornos, deben confirmarse con otra fuente, como un amigo íntimo o un familiar. La capacidad de recordar detalles de la propia infancia, así como los propios relatos del comportamiento en diferentes entornos, pueden ser poco fiables, por lo que es necesaria la verificación por parte de alguien cercano.

Los individuos con TDAH suelen tener problemas para controlar y regular sus emociones y son propensos a los arrebatos, tienden a ser excitables, se frustran con facilidad y pueden reaccionar emocionalmente de forma exagerada en determinadas situaciones.

Si una persona con TDAH es muy consciente de sí misma, también tiende a disculparse y puede pensar demasiado en cómo su comportamiento afecta a otras personas. A menudo buscan seguridad para asegurarse de que no están sobrepasando los límites o de que su comportamiento no está causando problemas. Estos individuos también son más sensibles al rechazo y al fracaso y pueden verse gravemente afectados si creen que están siendo rechazados o si fracasan en una tarea.

Aunque las personas con TDAH no son ni más ni menos inteligentes que las personas neurotípicas, tienden a rendir peor en la escuela y en entornos académicos similares, así como en profesiones que requieren largos periodos de concentración mental ininterrumpida. Este tipo de entornos agravan mucho los síntomas del TDAH y rara vez son lo suficientemente flexibles como para adaptarse a ellos.

Las personas con TDAH también tienden a olvidarse más de las reuniones y citas importantes y a incumplir los plazos, lo que no hace sino aumentar las dificultades en el trabajo o los estudios.

Aunque la falta de atención y la incapacidad para concentrarse son características de muchos individuos con TDAH, esto se traduce paradójicamente en una hiperfijación en un único tema o actividad que capta su interés. Ejemplos de ello son jugar a un videojuego o construir un juego de LEGO. En momentos como estos, las personas con TDAH pierden la noción del tiempo y pueden "desaparecer" durante horas sin ser conscientes de la cantidad de tiempo que pasa.

Los niños tienen más probabilidades de que se les diagnostique TDAH en la infancia y también más probabilidades de que se les diagnostique TDAH de tipo combinado o hiperactivo-impulsivo. Las niñas tienden a ser diagnosticadas en años posteriores, o incluso sólo en la edad adulta, y tienden a ser diagnosticadas de TDAH de tipo desatento. Las posibles razones de esto son las diferencias en la presentación de los síntomas, las posibles diferencias en la composición genética subyacente entre los sexos, y porque las niñas son en general mejores que los niños a la hora de "pasar desapercibidas" y tienden a desarrollar antes las capacidades cognitivas y de regulación emocional.

La causa subyacente del TDAH sigue siendo en gran parte desconocida; sin embargo, no se discute que la fuente principal de los síntomas es la disfunción cognitiva. La función cognitiva se refiere a la capacidad del cerebro para regular las emociones, las acciones y las decisiones. Cuando algo interfiere en este sistema, puede hacer que las personas se vuelvan más o menos emocionales, más o menos impulsivas o activas, y puede habilitar o inhabilitar la capacidad de tomar decisiones con distintos grados de dificultad. Hay pruebas de que existe un componente genético en el TDAH, ya que los padres con TDAH tienen más probabilidades de tener hijos con TDAH, pero se desconoce el gen o genes exactos.

Los efectos ambientales son muy discutidos, ya que los datos difieren en todo el mundo. Las razones se deben probablemente a las diferentes técnicas de diagnóstico utilizadas por los distintos facultativos, a los diagnósticos erróneos y a que, estadísticamente, ciertas etnias tienden a buscar un diagnóstico de TDAH más que otras. El acceso al apoyo y la atención adecuados para las personas que sospechan que tienen TDAH también es un factor que contribuye, porque los servicios psiquiátricos y la medicación utilizada para tratar el TDAH tienden a ser caros. Aparte de los posibles vínculos con las circunstancias socioeconómicas, todavía no hay pruebas concluyentes de que un entorno determinado provoque el TDAH más que otro.

En la actualidad, la única forma de diagnosticar el TDAH es interrogar a la persona, a sus familiares cercanos y observar su comportamiento, ya que no existen biomarcadores (hormonas, sustancias químicas o cualquier factor medible que se produzca de forma natural en el organismo) para detectar el TDAH.

Trastornos que no deben confundirse con el TDAH

- trastorno negativista desafiante

- trastorno explosivo intermitente

- otros trastornos del neurodesarrollo

- trastorno específico del aprendizaje

- trastorno del desarrollo intelectual

- trastorno del espectro autista

- trastorno reactivo del apego

- trastornos de ansiedad

- trastorno de estrés postraumático (a veces denominado síndrome de estrés postraumático)

- trastornos depresivos

- trastorno bipolar

- trastorno disruptivo de la regulación del estado de ánimo

- trastornos por consumo de sustancias

- trastornos de la personalidad

- trastornos psicóticos

- síntomas inducidos por la medicación similares a los del TDAH

- trastornos neurocognitivos

¿Quién puede diagnosticar el TDAH?

Un profesional sanitario, como un psicólogo, un psiquiatra o un médico, puede diagnosticar a los pacientes con TDAH. Se recomienda consultar a alguien especializado en TDAH o con experiencia en el trabajo con personas con TDAH para obtener un diagnóstico, ya que pueden producirse diagnósticos erróneos cuando los síntomas de distintos trastornos mentales son similares y se solapan.

Comorbilidades

Las personas con TDAH son muy propensas a desarrollar problemas secundarios que se tratarán más en profundidad en el capítulo 3. Estos problemas secundarios se denominan comorbilidades e incluyen los siguientes:

- trastornos por consumo de sustancias

- trastornos de la personalidad

- trastorno negativista desafiante

- trastorno del espectro autista

- trastornos de ansiedad

- trastorno depresivo mayor

- trastorno obsesivo-compulsivo

- trastorno explosivo intermitente

- trastornos del sueño

- mayor riesgo de comportamientos peligrosos y accidentes

Aunque los niños tienden a ser diagnosticados con más frecuencia de TDAH, las niñas con TDAH tienen más probabilidades de presentar una comorbilidad.

CIE-11

En general, la *CIE-11* y *el DSM-V-TR* coinciden en la denominación, los síntomas y los subtipos del TDAH. La principal diferencia es que *la CIE-11* añade dos subtipos adicionales para las personas que no se ajustan a ninguno de los tres primeros subtipos. Los dos subtipos adicionales son "TDAH con otra presentación especificada", en el que el médico describe la presentación sintomática del paciente, y "TDAH con presentación no especificada", en el que el médico no proporciona una descripción de la presentación sintomática del paciente.

Otras herramientas de diagnóstico

Entre las herramientas de diagnóstico adicionales que pueden ayudar a los profesionales sanitarios se incluyen principalmente los cuestionarios que pueden rellenar los padres, profesores y personas que sospechan que padecen TDAH. Algunos de ellos son:

- la Escala de Calificación del TDAH (ADHD-RS): un cuestionario basado en el *DSM-V* que pueden rellenar los padres o los profesores y que consta de 18-90 preguntas que evalúan el comportamiento del niño durante los últimos seis meses; este cuestionario es adecuado para niños de entre 5 y 17 años.

- La escala de calificación diagnóstica del TDAH de Vanderbilt (VADRS, por sus siglas en inglés): un cuestionario que evalúa el comportamiento y el rendimiento académico de niños de 6 a 12 años; la versión para padres consta de 55 preguntas y la versión para profesores tiene 26 preguntas. Las puntuaciones más altas sugieren que puede haber TDAH.

- las escalas de valoración de Conners (Conners' Rating Scales): estos cuestionarios determinan el impacto social del TDAH, sobre todo en el entorno escolar o laboral. Las escalas de valoración parental de Conners (CPRS) son cumplimentadas por los padres de los niños, y las valoraciones del TDAH en adultos de Conners (CAARS) es un cuestionario autocumplimentado.

- Entrevista diagnóstica para el TDAH en adultos (DIVA): una entrevista semiestructurada basada en los criterios del *DSM-IV* que evalúa los síntomas del TDAH en cinco dimensiones: contacto social, aficiones, educación, trabajo y autoconfianza.

- la Escala de Autoinforme de TDAH en Adultos (ASRS), un cuestionario desarrollado por la OMS que consta de 18 preguntas para que los adultos evalúen sus propios síntomas.

- el Inventario Multifásico de Personalidad de Minnesota-2 (MMPI-2), un cuestionario bastante extenso compuesto por 567 preguntas que requieren respuestas de "Verdadero" o "Falso" y que también evalúa los trastornos de ansiedad, la depresión y la psicopatía.

- la Escala de Capacidad de Respuesta Social (SRS), un cuestionario de 65 preguntas para niños de 4 a 18 años que se utiliza para eliminar un diagnóstico de trastorno del espectro autista.

El uso de la electroencefalografía (EEG), un método que evalúa la actividad eléctrica del cerebro y la velocidad a la que se produce la actividad cerebral, no ha sido capaz hasta ahora de predecir o diagnosticar con exactitud el TDAH.

El aprendizaje automático se encuentra actualmente en las primeras fases de investigación y desarrollo para ayudar a diagnosticar el TDAH. La idea es eliminar parte de la carga que supone el diagnóstico para los profesionales sanitarios mediante el uso de métodos informatizados y automatizados. Por el momento, el aprendizaje automático sigue requiriendo la introducción manual de datos, pero el objetivo es que estos sistemas sean capaces de aprender de datos preexistentes para automatizar el proceso.

Los datos de movimiento son otra herramienta de diagnóstico que se está investigando y desarrollando; evalúan la actividad mediante actigrafía -una medición del sueño eficiente- y mediante un acelerómetro, un dispositivo que mide la cantidad de actividad diaria, así como la actividad física mientras se duerme. Los pacientes con TDAH tienden a moverse más mientras duermen en comparación con los individuos del grupo de control, lo que podría contribuir al síntoma de somnolencia diurna que experimentan algunas personas con TDAH.

La investigación y la comprensión del TDAH siguen creciendo y es de esperar que permitan mejorar las técnicas de diagnóstico para que las personas con TDAH reciban la atención adecuada que necesitan y merecen.

Las principales teorías sobre las causas del TDAH

Existen varias teorías principales sobre las posibles causas del TDAH: la genética, los cambios en la estructura y la conectividad del cerebro, el medio ambiente e incluso una explicación más filosófica.

Genética

La mayoría de las pruebas científicas apuntan a la genética como causa del TDAH. Aún no se han identificado genes específicos de interés, pero el hecho de que los adultos con TDAH tengan más probabilidades de tener hijos con TDAH apunta a un cierto nivel de heredabilidad. Es muy probable que los responsables sean varios genes, en lugar de uno solo. El diagnóstico retroactivo de casos también indica que el TDAH existe desde hace mucho tiempo. Los avances en los distintos campos de la psiquiatría, así como la mejora de las técnicas de diagnóstico, han permitido a los profesionales sanitarios identificar a las personas con TDAH con mayor precisión.

Una disfunción de la conectividad y la estructura cerebrales

Dos argumentos apoyan la posibilidad de que el TDAH esté causado por una conectividad deficiente entre regiones cerebrales, a saber, que se trata de hiper-conectividad o hipoconectividad. En otras palabras, los mensajes se transportan con demasiada rapidez o con demasiada lentitud entre las distintas partes del cerebro.

La red de modos por defecto (DMN), responsable de la ensoñación y los procesos irrelevantes, reviste especial interés. En el cerebro neurotípico, la DMN está más activa cuando no hay necesidad de mucha concentración, y cuando hay que realizar una tarea difícil o el individuo necesita concentrarse más, la DMN está menos activa. Debido a que las personas con TDAH se distraen con más facilidad y tienen problemas para concentrarse, la DMN se ha convertido en objeto de gran interés para los científicos.

Hay otras redes y procesos en constante funcionamiento para garantizar el fun-cionamiento normal del organismo, con algunas partes más activas que otras en función de la necesidad del momento. Una alteración entre estas regiones podría provocar los síntomas típicos del TDAH.

Teniendo en cuenta la eficacia del metilfenidato en el tratamiento del TDAH (más información en el Capítulo 4), existe una alta probabilidad de que la dopamina y la norepinefrina estén implicadas en los síntomas del TDAH. La dopamina es responsable de la toma de decisiones, el comportamiento basado en recompensas, el aprendizaje positivo y la coordinación motora, lo que podría explicar muchos de los síntomas del TDAH, en particular la impulsividad. La norepinefrina también desempeña un papel en la coordinación motora, sobre todo en la preparación del cuerpo para la acción.

Las imágenes por resonancia magnética funcional (IRMf) del cerebro han arrojado resultados contradictorios a lo largo de los años. Algunos estudios indican una disminución del volumen de la sustancia blanca en niños con TDAH, mientras que otros no hallan diferencias estructurales.

Los científicos proponen que estas diferencias podrían deberse a diferencias estructurales entre los distintos tipos de TDAH; sin embargo, es necesario seguir investigando.

Medio ambiente

Hay menos pruebas disponibles de que el entorno de un individuo pueda conducir al desarrollo del TDAH y, como tal, se trata de una explicación menos aceptada. Los factores ambientales que más atención han recibido en relación con el TDAH son:

- si la madre bebió alcohol o fumó durante el embarazo.

- Exposición a sustancias tóxicas en la primera infancia, como insecticidas o plomo.

- bajo peso al nacer.

- lesión cerebral. Sin embargo, esta teoría es muy controvertida porque, aunque en un principio se pensó que el TDAH estaba causado por una lesión cerebral, desde entonces la mayoría de los psiquiatras han empezado a considerar la disfunción de regiones cerebrales.

- alergias alimentarias, colorantes artificiales y glutamato monosódico.

- bajo nivel socioeconómico.

Una explicación filosófica

Se ha propuesto que el TDAH es un vestigio de los tiempos en que los humanos aún cazaban activamente y necesitaban protegerse de los depredadores y de otros humanos. Con el desarrollo de las técnicas agrícolas, disminuyó la necesidad de cazadores muy vigilantes y activos, mientras que aumentó la de agricultores pacientes y cuidadosos. Así pues, las personas con TDAH son simplemente aquellas que han nacido con las habilidades inadaptadas de nuestros cazadores ancestrales. Si esto es cierto o no, es algo que se debate, pero no deja de ser una teoría interesante.

CAPÍTULO 3: EL IMPACTO DEL TDAH EN LA VIDA COTIDIANA

Con el modo en que funciona el mundo moderno, se hace mucho hincapié en el alto rendimiento académico, la educación universitaria y una percepción establecida de lo que es una carrera "buena" y "de éxito". La percepción de lo que es un comportamiento "normal" y "aceptable" incluye a un individuo sociable, que trabaja duro sin quejarse, que rinde bien tanto en los estudios como en los deportes y que tiene grandes dotes de liderazgo. El mundo de hoy es un mundo creado por y para individuos neurotípicos, y a pesar de la mayor concienciación sobre la salud mental y la defensa de las personas con trastornos mentales, aún queda mucho camino por recorrer en términos de aceptación y flexibilidad para acomodar a estas personas, especialmente en los sectores educativo y laboral.

Afortunadamente, las estrategias de tratamiento, incluidos los enfoques terapéuticos y medicinales, han evolucionado significativamente con respecto a los enfoques psiquiátricos de los siglos XVIII, XIX y XX, facilitando a las personas neurodivergentes el manejo de sus afecciones, así como la disminución del impacto de sus síntomas en el funcionamiento cotidiano.

Debido a la polarización de opiniones en torno al TDAH, todavía hay margen de mejora y crecimiento para que las personas con TDAH no sólo sean aceptadas, sino también para que reciban el apoyo adecuado que necesitan.

TDAH en la infancia

El TDAH es un trastorno del neurodesarrollo y, como tal, los síntomas aparecen
en la primera infancia, aunque no suelen notarse hasta que el niño empieza a ir
al colegio. El entorno escolar suele ser el lugar donde se ejerce más presión sobre
el niño para que preste atención, permanezca sentado y "rinda" por primera vez.
Además, se enfrentan a otro tipo de situaciones sociales en las que jugar y hacer
ruido no siempre es aceptable.

El comportamiento salvaje de los niños pequeños es más tolerado y aceptado
debido a la fase de desarrollo en la que se encuentran. Es normal que un niño
pequeño sea ruidoso, corra y se comporte mal. Pero no se considera normal una
vez superada esta fase del desarrollo, sobre todo si este tipo de comportamiento es
más constante.

Para la mayoría de los chicos menores de 12 ó 13 años, un cierto nivel de comportamiento bullicioso y "salvaje" se considera normal. Las chicas de la misma
edad tienden a ser algo más tranquilas y a "portarse bien". Lo que se percibe
como mal comportamiento es muy subjetivo, ya que muchas de las normas y
construcciones sociales de los años 50 han llegado hasta nuestros días. Un niño
que corre y hace mucho ruido sigue siendo considerado por muchos como "malo"
o "mal comportamiento", a pesar de no causar necesariamente ningún daño ni a
sí mismo ni a los demás. Sin embargo, no estoy aquí para debatir la moralidad de
la sociedad moderna y nuestros sistemas de creencias.

La mayoría de los niños de cierta edad prefieren estar correteando y jugando,
pero en un entorno escolar se espera de ellos que permanezcan sentados y presten
atención durante largos periodos de tiempo. La mayoría de los niños aprenden a
ajustarse a estas expectativas, lo cual es una parte crucial de la psique humana para
"encajar", pero ¿qué ocurre con los niños que tienen problemas para controlar
su propio comportamiento? Sus intenciones no son necesariamente ser malos o

perturbadores; de hecho, debido a la forma en que a menudo son disciplinados y criticados por estos comportamientos, pronto aprenden a sentirse culpables de sus acciones, pero siguen siendo incapaces de parar. Esto puede hacer que muchos niños con TDAH desarrollen problemas de autoestima, ansiedad e incluso depresión desde una edad temprana porque, a pesar de sus mejores esfuerzos, simplemente no son "lo suficientemente buenos para encajar."

Los profesores no tienen toda la culpa, ya que los padres exigen cada vez más que las escuelas se encarguen de enseñar modales y disciplinar a sus hijos. Desgraciadamente, el sistema educativo está demasiado mal equipado y carece de personal suficiente para atender las necesidades no académicas de cada niño, así que cuando se enfrentan a un aula llena de niños y tienen que luchar contra unos planes de estudios cada vez más hinchados, los profesores se esfuerzan por manejar a los "niños problemáticos". Es mucho más fácil "controlar" a los alumnos difíciles y tratar de obligarles a ajustarse a un sistema diseñado para alumnos neurotípicos que doblegar el sistema para acomodarse a ellos.

Además, tal y como está configurado el sistema educativo hoy en día, en el que se exige a los niños que memoricen grandes cantidades de información y la apliquen en pruebas y exámenes, al tiempo que se espera que participen en deportes y al menos en una actividad cultural como tocar un instrumento musical, no es de extrañar que incluso el niño neurotípico medio tenga dificultades. Poner a un niño que ya está en desventaja en una posición en la que tiene que pasar largas horas sentado, concentrarse constantemente y memorizar todo tipo de información que no es necesariamente interesante, naturalmente hará que tenga aún más dificultades en el entorno académico.

Un niño con TDAH no es poco inteligente. De hecho, en un entorno adaptado en el que se fomenten sus intereses y talentos naturales, un niño con TDAH puede rendir académicamente tan bien como un niño neurotípico en un entorno escolar estándar. Por desgracia, no todos los padres de niños con TDAH pueden permitirse enviar a sus hijos a este tipo de escuelas especializadas, y las escuelas de este tipo no son comunes en todas las zonas.

Desgraciadamente, debido al énfasis que se pone en el alto rendimiento académico, se considera que los niños con TDAH tienen menos probabilidades de alcanzar el "éxito" más adelante en la vida, porque la aceptación en la universidad suele exigir buenas notas. El éxito se sigue midiendo en gran medida en términos de estatus social e ingresos económicos. Sin embargo, con las tendencias actuales, cada vez se acepta más como medida de éxito el bienestar, que incluye la felicidad general, la satisfacción y la capacidad de funcionar de forma independiente.

En términos de funcionamiento social, los niños con TDAH pueden tener más dificultades para hacer y mantener amigos, ya que su comportamiento a veces puede ser visto involuntariamente como egoísta o grosero. Las percepciones de lo que se considera normal en ciertos entornos sociales también influyen en cómo los niños perciben a otros que son "diferentes". En entornos más tolerantes y aceptantes, es menos probable que los niños condenen al ostracismo a un niño con TDAH y, de hecho, su naturaleza excesivamente expresiva y juguetona puede ayudarles a hacer amigos porque "sus juegos son más divertidos." Sin embargo, en un entorno en el que un niño con TDAH es etiquetado como "el niño malo", los demás niños lo percibirán inconscientemente y lo tratarán como tal. El niño con TDAH puede arremeter contra los demás o aislarse de ellos, y los demás niños pueden evitarle.

Un niño con TDAH percibe que es diferente. Si no se maneja bien, esto puede provocar sentimientos de aislamiento que pueden derivar en ansiedad y depresión o en comportamientos problemáticos como arrebatos violentos o abuso de sustancias. Por eso es importante que los padres detecten los signos del TDAH lo antes posible, diagnostiquen a su hijo y aprendan a tratarlo con sensibilidad, sin intentar controlarlo ni obligarlo a ser "normal".

Algunos estudios indican que alrededor de la mitad de los niños con TDAH tienen dificultades con la coordinación y otras actividades físicas. Esto podría deberse al rasgo impulsivo de muchos niños con TDAH, sobre todo varones, en el que "actúan antes de pensar"; la parte del cerebro que debería estar coordinando el movimiento tiene que casi "ponerse al día" con el propio movimiento. Curiosamente, la mayoría de los niños con mala coordinación son los que padecen TDAH de tipo desatento. La razón más probable es que simplemente no prestan atención a sus movimientos. Otra teoría para la falta de coordinación motora es que se trata de una comorbilidad que los individuos con TDAH pueden desarrollar a menudo. Esta peor coordinación no es necesariamente una razón para preocuparse demasiado, pero estos niños serán más propensos a caerse o chocar con las cosas; sin embargo, con el cuidado adecuado, se pueden prevenir lesiones graves.

TDAH en adolescentes

La adolescencia es una etapa muy difícil de la vida para muchos de nosotros. Los cambios biológicos en el cuerpo y las hormonas pueden provocar emociones más intensas, sentimientos de vergüenza, dudas sobre uno mismo y una menor confianza en sí mismo. Debido a su vulnerabilidad emocional y a una mayor necesidad de encajar y pertenecer, los adolescentes ya son más susceptibles de desarrollar problemas de salud mental como ansiedad, depresión y pensamientos suicidas. También es un periodo en el que se desarrollan las capacidades cognitivas y de razonamiento, lo que hace que los adolescentes tengan más conciencia social y política. Mientras que el comportamiento alocado e hiperactivo de los niños todavía puede excusarse hasta cierto punto, el comportamiento infantil y todo lo que llame la atención es más inaceptable para los adolescentes.

La mayoría de los adolescentes tienen ahora una mayor responsabilidad, o la perciben como tal, de rendir bien en la escuela para ser aceptados en una universidad. Obtener una educación universitaria se ha convertido en la norma en los países desarrollados y también está aumentando en los países en desarrollo. Además, muchos adolescentes empiezan sus primeros trabajos a tiempo parcial, asumen más responsabilidades de adultos y están sometidos a una gran presión social.

Tener TDAH, una enfermedad que ya hace que los adolescentes sientan que no pertenecen al "resto", puede aumentar los sentimientos de aislamiento y disminuir los sentimientos de autoestima. Aparte de las tendencias habituales a rendir menos académicamente, soltar respuestas, interrumpir a los demás o resultar groseros o abrasivos sin querer, el TDAH en los adolescentes suele tener un gran impacto en su felicidad. Existe una mayor necesidad de parecer "normales" ocultando los síntomas y el tratamiento y de no ser considerados diferentes de sus amigos y compañeros de clase. Los adolescentes con TDAH son increíblemente vulnerables al rechazo de sus compañeros e incluso de adultos como los profesores; también es más probable que se sientan ansiosos por cómo se perciben sus acciones y su rendimiento en las tareas.

Los adolescentes con TDAH tenderán a esforzarse mucho para parecer "normales", por ejemplo, centrándose en no hablar demasiado o demasiado deprisa y disculpándose a menudo en caso de que hayan sobrepasado un límite sin querer. Esto puede tener varios resultados, como, paradójicamente, parecer aún menos "normal" en sus esfuerzos por encajar, agotar al adolescente debido a sus constantes esfuerzos, hacerle más propenso a volverse irritable y emocional en casa, donde se siente más seguro siendo él mismo, o disminuir su capacidad para desviar su atención hacia cualquier otra cosa que no sea parecer normal.

Por otro lado, algunos adolescentes con TDAH se sitúan en el extremo opuesto del espectro, exagerando el comportamiento que les hace diferentes, actuando más y teniendo una actitud rebelde en general. Se trata de un mecanismo de defensa mediante el cual los adolescentes intentan tomar el control de lo que les hace ser percibidos como marginados y casi convertirlo en un arma contra aquellos que podrían juzgarles o rechazarles. En cierto sentido, están forzando el rechazo sobre sí mismos de una manera que controlan en lugar de experimentar el dolor de un rechazo inesperado.

Es difícil para un adolescente con TDAH desarrollar su identidad y sentido de sí mismo, sobre todo si tiene problemas para aceptar y conciliar su diagnóstico de TDAH. En esto también influyen mucho las percepciones del TDAH que tienen sus compañeros, padres y profesores. Si hay menos aceptación de la salud mental en general o es algo de lo que realmente no se habla, los adolescentes serán más propensos a tratar de ocultar sus problemas de salud mental y a luchar con la autoaceptación.

Los adolescentes con TDAH son más propensos a abusar del alcohol y de otras sustancias debido al escaso control de los impulsos que tienen muchas personas con TDAH. Además, son más vulnerables a la presión del grupo, ya que tienen una mayor necesidad de demostrar que pertenecen a él. También corren más riesgo de autolesionarse, tener accidentes de tráfico y participar en conductas de riesgo. Esto puede deberse a la impulsividad, la mala coordinación motora o su susceptibilidad a la presión de grupo.

Los adolescentes con TDAH se preocupan más por su futuro en comparación con otros estudiantes porque se perciben a sí mismos en mayor desventaja. Como ya les cuesta aplicarse académicamente, tienen que esforzarse más para hacerlo bien y, a pesar de estos esfuerzos, a menudo siguen sin completar las tareas o sin prestar atención. Como ya he mencionado varias veces, debido a que el consenso general es que el éxito significa ir a la universidad, obtener un título y conseguir un buen trabajo, muchos adolescentes con TDAH temen que nunca podrán alcanzar el éxito o que no podrán mantenerlo debido a lo mentalmente agotador que es seguir el ritmo y ajustarse a las normas neurotípicas. En muchos casos, esto les lleva a temer ser una carga para los demás, sobre todo para la familia, si algún día no pueden valerse por sí mismos, así como a temer no alcanzar nunca la independencia. Muchos adolescentes con TDAH esperan tener algún día un trabajo con un horario flexible que sea más adecuado para su TDAH, pero temen no poder encontrarlo.

En general, la mayoría de los adolescentes con TDAH tienen una opinión positiva del tratamiento médico de su TDAH siempre que puedan mantenerlo en secreto. La medicación les ayuda a sentirse y actuar con más normalidad, ya que en general reduce la gravedad de los síntomas del TDAH y les ayuda a concentrarse en la escuela y en entornos sociales. Esto les da más confianza en sí mismos, aunque preferirían no tener que tomar medicación.

TDAH en estudiantes universitarios

La universidad suele ser la primera vez que la mayoría de los jóvenes adultos experimentan la independencia y tienen que asumir toda la responsabilidad de su horario, cocina y limpieza. Además, tienen que lidiar con los apretados horarios de asistir a clase, hacer trabajos, estudiar para los exámenes y, dependiendo de la carrera, asistir a clases prácticas, así como socializar y encontrar tiempo para cocinar y limpiar.

Muchos adultos jóvenes luchan de un modo u otro contra la intensa presión de la universidad, lo que provoca malos horarios de sueño y mucho estrés.

Los estudiantes universitarios con TDAH pueden tener aún más dificultades dependiendo de su especialidad y de la universidad que elijan. Algunas universidades cuentan con programas de apoyo para estudiantes neurodivergentes que les ayudan con su rendimiento académico. Las carreras con horarios de clase menos intensivos pueden ser positivas para los estudiantes con TDAH, ya que les permiten ser más flexibles con su tiempo, lo que suele ser una opción beneficiosa para las personas con TDAH.

Por otro lado, los estudiantes con TDAH tienen tendencia a olvidarse de asistir a clase, llegar tarde o tener problemas para cumplir los plazos de entrega de las tareas. Muchos con TDAH tienen poca capacidad de organización, por lo que crear tiempo suficiente para estudiar y completar las tareas es todo un reto, lo que a menudo les lleva a completarlas, estudiarlas o entregarlas a última hora. Los estudiantes con TDAH tienden a dormir menos que otros estudiantes debido a esto, lo que a su vez causa otros problemas como depresión y un mayor riesgo de enfermar o quedarse dormido en clase.

En los exámenes, los alumnos con TDAH tienen dificultades para terminar a tiempo debido a problemas para mantener la concentración o tienden a precipitarse en las preguntas, lo que puede dar lugar a malentendidos o a no seguir correctamente las instrucciones.

Uno de los mayores problemas a los que se enfrentan los estudiantes con TDAH es que, debido a su disfunción ejecutiva, pueden tener problemas para mantener unos hábitos alimentarios saludables. Cocinar puede ser difícil desde el punto de vista motivacional o debido a una mala gestión del tiempo o al olvido de comprar y cocinar la comida. Afortunadamente, la mayoría de las universidades cuentan con un sistema de cafetería, lo que elimina la necesidad de cocinar, y la mayoría de las cafeterías tienen opciones saludables.

Los estudiantes con TDAH tienden a cambiar de carrera con frecuencia y tienen más probabilidades de abandonar la universidad.

Por último, como se mencionó en la sección anterior sobre adolescentes con TDAH, los estudiantes universitarios con TDAH son más propensos a abusar del alcohol y las drogas recreativas, así como a adoptar conductas de riesgo como mantener relaciones sexuales sin protección, conducir bajo los efectos del alcohol o participar en actividades peligrosas como los deportes extremos.

TDAH en adultos

Durante mucho tiempo se creyó que los niños superaban el TDAH, pero en los últimos años la investigación ha empezado a centrarse en el TDAH en adultos, así como en el fenómeno del "TDAH de inicio en la edad adulta", en el que las personas sólo son diagnosticadas en la edad adulta porque sus síntomas pasaron desapercibidos durante la infancia. Es más probable que esto les ocurra a las mujeres.

Debido al creciente desarrollo tecnológico para automatizar muchos procesos antes realizados por humanos, hay un mercado cada vez más reducido de carreras que requieren trabajo físico o no necesitan un entorno de oficina. Las carreras creativas, como la música, el arte o la interpretación, tienen sus propios riesgos y están asociadas a una menor estabilidad y seguridad financiera. Esto deja a la mayoría de la mano de obra adulta con trabajos de oficina en ordenadores. Las excepciones, por supuesto, incluyen muchas profesiones médicas y los servicios de alimentación y hostelería.

Teniendo en cuenta los altos requisitos académicos de las profesiones médicas, no son muchos los individuos con TDAH que siguen carreras en este campo porque sus síntomas les causan dificultades para cumplir con los altos estándares. Esto no significa que no haya médicos, enfermeros y farmacéuticos en ejercicio que tengan TDAH.

Desgraciadamente, la mayoría de los empleos de hostelería y restauración se asocian a salarios más bajos (la excepción, por supuesto, son los chefs y panaderos altamente cualificados). Hay un estigma en torno a las carreras que implican trabajo físico, ya que tienden a considerarse de "clase baja". Por ejemplo, muchas personas con carreras menos prácticas pueden mostrar actitudes condescendientes hacia limpiadores, fontaneros, electricistas y otros trabajos similares.

Debido a la presión social para conseguir trabajos de oficina bien remunerados, eso es lo que acaba buscando la mayoría de los adultos. Sin embargo, estos entornos no son favorables al TDAH. Suele haber muchas políticas y normas rígidas en este tipo de lugares de trabajo, como horarios de oficina estrictos y pocas o ninguna oportunidad de moverse. Los empleados están sometidos a un gran estrés para alcanzar objetivos difíciles y a menudo se espera de ellos que rindan a un nivel poco realista.

Aunque se están introduciendo cambios, no son suficientes los empresarios que están adaptando el lugar de trabajo para que sea más flexible y acomodaticio para los empleados neurodivergentes.

La mayoría de los centros de trabajo pagan a sus empleados en función del tiempo que pasan en la oficina, en lugar de en función de la calidad y cantidad del trabajo realizado. Esta práctica comenzó en el siglo XX y continúa en muchas empresas hoy en día. A pesar de que los estudios indican que un horario más flexible y la posibilidad de trabajar desde casa mejoran la productividad, muchos empresarios temen que dar demasiada indulgencia a los empleados les haga "flojear".

Los problemas para sentarse quieto, mantener la concentración y completar tareas dentro de ciertos plazos persisten en la edad adulta para las personas con TDAH. Un espacio de trabajo más indulgente y un horario flexible eliminarán parte de la presión de un adulto con TDAH, permitiéndole ser más productivo dentro de un horario más adecuado en lugar de intentar ceñirse a un calendario específico para hacer una determinada cantidad de trabajo. Cuando se les da el apoyo adecuado, las personas con TDAH pueden ser productivas.

Los adultos cuyo TDAH les causó muchas dificultades sociales y académicas en su infancia y adolescencia tienden a tener problemas para establecer relaciones significativas, tienen poca confianza en sí mismos y a menudo sufren comorbilidades como ansiedad y depresión. Aunque el comportamiento hiperactivo no se observa necesariamente en los adultos, estos síntomas pueden manifestarse como irritabilidad, sensación de inquietud, intranquilidad y sacudidas de las rodillas. Los adultos con TDAH también pueden ser percibidos como groseros, abrasivos o inapropiados, sobre todo cuando interrumpen a los demás o dicen cosas sin pensar, lo que puede causar problemas en el lugar de trabajo. Los entornos de oficina también pueden estar plagados de estímulos de distracción sobre los que no tienen control, lo que dificulta la concentración en el trabajo.

Debido a sus síntomas, y si provocan un comportamiento más problemático, los adultos con TDAH tienden a perder su trabajo con más frecuencia y a tener problemas para volver a ser contratados. Otra forma en que esto puede manifestarse es que los adultos con TDAH se aburren rápidamente de su trabajo y a menudo cambian de empleo o prueban cosas nuevas. Si el rendimiento académico anterior era bajo debido a los síntomas del TDAH, esto también puede dificultar que los adultos consigan un empleo o tengan la flexibilidad de elegir dónde quieren trabajar.

Con la pandemia de COVID-19, muchos lugares de trabajo han introducido cambios. Ha aumentado el número de empresas que ahora permiten a sus empleados trabajar a distancia, lo cual es un cambio bienvenido para la mayoría de las personas neurodivergentes. La reducción de los tiempos de desplazamiento también ha permitido flexibilizar los horarios, lo que permite a las personas ser más flexibles con su tiempo. Naturalmente, el trabajo a distancia no se adapta a todo el mundo, pero disponer de esta opción puede tener un gran impacto en la tranquilidad de las personas neurodivergentes, especialmente las que padecen TDAH. Tener el control sobre su espacio de trabajo, poder eliminar los estímulos que les distraen y determinar su horario puede mejorar enormemente la calidad y la cantidad de trabajo realizado. Para otras personas con TDAH, la eliminación de su rutina ha tenido el efecto contrario. Para evitar el riesgo de que un adulto con TDAH se olvide de las tareas y los plazos, las revisiones semanales y los informes de progreso junto con los recordatorios son una forma de mantenerlos en el buen camino sin intentar controlarlos o restringirlos por completo. Por encima de todo, lo que los adultos con TDAH necesitan es un empleador comprensivo dispuesto a acomodar y apoyar a sus empleados dentro de lo razonable.

Ya he mencionado los riesgos a los que se enfrentan las personas con TDAH en relación con el abuso de sustancias y alcohol, así que mencionaré brevemente que esto puede comenzar durante la edad adulta o persistir en ella.

Afortunadamente, gracias a la creciente aceptación y comprensión de la salud mental, cada generación tiene menos estigmas. Es de esperar que esto conduzca a un cambio radical en el lugar de trabajo, donde las personas neurodivergentes no sientan la necesidad de conformarse para parecer neurotípicas y donde encuentren el apoyo que necesitan en un espacio en el que puedan ser productivas y prósperas.

Si estás interesado en aprender más sobre el TDAH en adultos específicamente, tengo un libro entero dedicado a ese tema que está disponible en Amazon, junto con muchos otros minoristas.

Para llevar

Aunque el TDAH puede ser muy perjudicial para el funcionamiento cotidiano normal, con el apoyo y la gestión adecuados, estas personas pueden prosperar. Obligar a una persona con TDAH a cambiar y ajustarse a los estándares neurotípicos casi siempre conducirá a que los síntomas se vuelvan más difíciles de manejar y, eventualmente, a problemas aún más graves. Acomodar a las personas con TDAH (dentro de lo razonable) y sus síntomas no sólo aliviará el estrés, sino que también mejorará su capacidad general para funcionar. Ser diagnosticado de TDAH no es una sentencia de muerte, ni algo de lo que avergonzarse, especialmente hoy en día.

CAPÍTULO 4: TRATAMIENTO Y GESTIÓN

En la actualidad, existen dos enfoques oficialmente aprobados para tratar el TDAH: la terapia y la medicación. Los mejores resultados suelen pasar por la combinación de ambos. Aún existe una gran controversia en torno a ambos métodos, pero depende de la persona con TDAH, o de sus padres o tutores en el caso de los niños, qué enfoque conducirá al mejor resultado. En última instancia, el objetivo del tratamiento es ayudar a la persona a funcionar de la forma más óptima posible.

Medicación

Estimulantes

Desde la década de 1960, la primera línea de tratamiento del TDAH ha sido el uso de metilfenidato, metanfetamina o sus derivados. Las marcas más conocidas son Ritalin y Concerta. Aproximadamente el 70% de las personas con TDAH responden al tratamiento con estimulantes. Los efectos a largo plazo del uso crónico de estimulantes, por desgracia, aún no han sido bien investigados.

El uso del metilfenidato, en particular del Ritalin, es muy controvertido para muchas personas. La principal preocupación de quienes se oponen a su uso es que se está administrando a los niños un fármaco potencialmente adictivo con efectos secundarios desconocidos, y posiblemente peligrosos, a largo plazo. También se critica a las empresas farmacéuticas por sus agresivas campañas de marketing para vender metilfenidato. Hay quienes creen que el TDAH fue inventado por las empresas farmacéuticas únicamente para ganar dinero con la venta de Ritalin y que es un medio para ejercer el control social. Los padres cuyos hijos han consumido Ritalin han expresado su preocupación por los cambios en la personalidad de sus hijos, ya que algunos se vuelven apagados, insensibles y casi como zombis; también hay preocupación por la pérdida de peso.

Todavía se está investigando cómo funcionan exactamente los estimulantes para tratar el TDAH. Su función es paradójica, ya que tienen efectos estimulantes en personas sin TDAH, pero aparentemente efectos calmantes en personas con TDAH. Uno de los mecanismos propuestos es que bloquean la recaptación de dopamina y norepinefrina. Tanto la dopamina como la norepinefrina desempeñan un papel importante en nuestra capacidad para concentrarnos y ejecutar tareas, y la dopamina también desempeña un papel importante en nuestros sentimientos de motivación. Se puede teorizar que la razón del efecto contrario en las personas con TDAH es que tienen menos dopamina y norepinefrina libres disponibles en comparación con los individuos neurotípicos, lo que provoca un efecto normalizador. Los individuos neurotípicos ya tienen un sistema nervioso central que funciona normalmente, por lo que bloquear la recaptación de dopamina y norepinefrina conduce a un aumento de los niveles de ambas, de modo que tomar estimulantes provoca un efecto estimulante.

Desgraciadamente, el metilfenidato tiene muchos efectos secundarios y, con su uso a largo plazo, hay que vigilar a los pacientes, especialmente su función cardiaca y la posibilidad de que aparezcan síntomas de psicosis. Los efectos secundarios más comunes son:

- pérdida de apetito

- boca seca

- ansiedad/aumento del nerviosismo

- náuseas

- insomnio

- dolor de estómago

- pérdida de peso

- inquietud

- irritabilidad

- fatiga

- mareos

- palpitaciones

- cambios en la presión arterial

- cambios de personalidad (los niños se vuelven como zombis)

Cuanto más tiempo se utilice el metilfenidato, mayor será la probabilidad de experimentar efectos secundarios. A las personas que consumen metilfenidato de forma crónica se les puede recomendar que se tomen unas "vacaciones del fármaco" durante las cuales dejen de tomarlo los fines de semana, o si es un niño o un adolescente quien lo toma, que lo dejen durante las vacaciones escolares. No obstante, se aconseja hacerlo con la aprobación y orientación de un médico.

El metilfenidato tiene potencial adictivo. También es uno de los fármacos de los que más se abusa, ya sea por sus propiedades supresoras del apetito que pueden ayudar a perder peso o porque puede ayudar a los estudiantes a concentrarse y estudiar durante períodos más largos, o incluso por su uso como droga recreativa.

No se recomienda el uso de metilfenidato en pacientes que utilicen inhibidores de la monoaminooxidasa (por ejemplo, Nardil) ni en pacientes con afecciones cardiacas, glaucoma y trastornos de ansiedad.

No estimulantes

Ya sea por preferencias personales, problemas de salud o para evitar el potencial adictivo de los estimulantes, no todo el mundo puede o quiere tomar estimulantes para tratar el TDAH. Por desgracia, se dispone de menos estudios sobre la eficacia de los no estimulantes.

Los no estimulantes actualmente disponibles son:

- Viloxazina (Qelbree): Se trata de un inhibidor selectivo de la recaptación de norepinefrina; tiene efectos secundarios similares a los del metilfenidato pero ningún potencial adictivo, probablemente porque no parece tener efecto sobre el sistema dopaminérgico, que desempeña un papel importante en la adicción.

- Atomoxetina (Strattera): Inhibe la recaptación de norepinefrina bloqueando los transportadores presinápticos de norepinefrina; tiene efectos secundarios similares a los del metilfenidato y puede causar problemas hepáticos. No tiene el mismo potencial adictivo que el metilfenidato. Mejora el estado de alerta, la atención y la memoria.

- Bupropión (Wellbutrin, Zyban): Este fármaco suele recetarse para la depresión. Se trata de un antidepresivo atípico que actúa inhibiendo la recaptación de norepinefrina y dopamina, por lo que tiene efectos similares al metilfenidato sin el potencial adictivo. Actualmente, ninguna directriz oficial recomienda el bupropión para el TDAH. También es importante tener en cuenta que, en los casos en que se utiliza para tratar el TDAH, pueden pasar varias semanas antes de que se observen efectos.

- Guanfacina (Tenex): Este agonista adrenérgico alfa-2 ha sido aprobado por la FDA como alternativa de tratamiento para el TDAH. Debido a su modo de acción, la guanfacina no entraña riesgo de hipertensión arterial, como ocurre con la mayoría de las demás opciones farmacéuticas para el TDAH. Sin embargo, puede causar somnolencia, fatiga, irritabilidad, dolores de cabeza y de estómago.

- Clonidina (Catapres): También es un agonista adrenérgico alfa-2 y se utiliza principalmente para tratar la hipertensión, pero también puede utilizarse para tratar el TDAH por las mismas razones que la guanfacina. La clonidina funciona mejor junto con el metilfenidato para contrarrestar el efecto secundario del insomnio.

Terapia

Las investigaciones demuestran que la terapia tiene resultados positivos para las personas con TDAH y es el enfoque de tratamiento recomendado para los niños pequeños. La terapia puede abarcar muchas facetas de la vida de una persona con TDAH, como la escuela, las relaciones interpersonales, las relaciones familiares y el funcionamiento general.

A la hora de plantearse una terapia para usted o para su hijo, es recomendable buscar profesionales especializados en el TDAH. Por desgracia, la terapia puede ser cara y algunos terapeutas y psiquiatras tienen largas listas de espera. Sin embargo, esto no debe desanimarle, ya que hay muchas opciones disponibles.

Terapia cognitivo-conductual (TCC)

Es uno de los enfoques más comunes en terapia y puede aplicarse a una amplia gama de trastornos mentales. La filosofía principal de la TCC es que la mayoría de las percepciones negativas de uno mismo y de los síntomas están causados por pensamientos negativos dirigidos a uno mismo, que conducen a problemas de funcionamiento en la vida cotidiana. La TCC funciona modificando la cognición a lo largo del tiempo, es decir, cambiando las creencias distorsionadas por patrones de pensamiento más saludables y desarrollando habilidades para reaccionar ante situaciones negativas. Esto, a su vez, conduce a una mejor regulación emocional, una mayor confianza en uno mismo y un aumento de los sentimientos de autoestima, todo lo cual ayuda a la persona a ser más funcional en la vida cotidiana.

También se enseñan estrategias de afrontamiento para ayudar a las personas a enfrentarse a situaciones difíciles, y las estrategias de afrontamiento poco saludables se sustituyen por otras más sanas. Por ejemplo, dibujar o escribir en un diario en vez de pegar puñetazos a la pared o gritar a alguien.

La TCC suele constar de seis fases:

1. Evaluación psicológica: Suele realizarse durante la primera cita y en ella se determinan todas las necesidades del paciente.

2. Reconceptualización: Este es el proceso en el que el terapeuta, consejero o psiquiatra comienza a guiar al paciente para que identifique y cambie sus pensamientos negativos.

3. Adquisición de habilidades: En esta fase, el paciente aprenderá estrategias de afrontamiento más adecuadas, así como a detectar cogniciones distorsionadas y a corregirlas.

4. Consolidación y aplicación de habilidades: En este proceso, se reta al paciente a aplicar sus habilidades en sus situaciones cotidianas normales.

5. Mantenimiento: El cuidador sigue guiando al paciente y proporcionándole apoyo mientras se mantiene al tanto de sus progresos y hace frente

a posibles contratiempos.

6. Seguimiento de la evaluación posterior al tratamiento: Una vez que tanto el profesional sanitario como el paciente están satisfechos con los progresos del paciente, las citas periódicas ya no son tan necesarias. El profesional sanitario comprobará cómo se encuentra el paciente y si se ha producido alguna recaída en la cognición negativa.

Psicoterapia interpersonal (IPT)

A diferencia de la TCC, que suele ser un proceso continuo y a largo plazo, la TIP tiene lugar en un periodo de tiempo limitado: de 12 a 16 semanas. La TIP está influida por la TCC en cuanto a la forma en que se ejecuta, pero se centra más en las teorías del apego, las relaciones personales y los acontecimientos vitales significativos.

La teoría del apego se centra en las relaciones del paciente con los demás y en si son inadaptadas, mientras que la teoría interpersonal se centra en la comunicación del individuo y en cómo afecta a sus relaciones.

En lo que respecta al TDAH, la TIP se aplica mejor cuando las relaciones con la persona con TDAH son tensas, cuando está luchando para hacer frente a los cambios en su vida (por ejemplo, la transición a la escuela secundaria o la universidad), o cuando está luchando para formar relaciones significativas.

Terapia familiar

Como su nombre indica, esta forma de terapia implica tanto a la familia de la persona con trastornos mentales como al propio individuo. Se trata de garantizar que la persona neurodivergente reciba el apoyo que necesita en casa, educando a los familiares y dotándoles de las mejores estrategias para apoyar e interactuar con su ser querido.

El objetivo no es sólo mejorar las relaciones dentro de la familia, sino garantizar el bienestar de cada miembro, no sólo del individuo neurodivergente. Disponer de una red de apoyo adecuada mejora enormemente la capacidad de una persona con TDAH para funcionar y destacar en la vida.

El número de sesiones y la combinación de miembros de la familia que se incluyan dependerán de la situación.

Psicoeducación

Esta forma de intervención suele aplicarse en casos graves de trastornos mentales. En muchos sentidos, puede ser similar a la terapia familiar, ya que hace hincapié en proporcionar información sobre la enfermedad diagnosticada, en este caso el TDAH. El profesional sanitario que supervise la sesión informará sobre lo que cabe esperar y los tratamientos disponibles. Se trata de generar apoyo y comprensión.

Formación en gestión parental (PMT)

Se trata de una forma de formación que pretende preparar a los padres para que sean capaces de manejar a sus hijos difíciles y puede incluir cómo apoyar adecuadamente a su hijo con TDAH. La TPM sólo es eficaz si los padres están dispuestos a aprender y no tienen prejuicios hacia la salud mental o la terapia.

El PMT pretende enseñar a los padres a disciplinar a sus hijos mediante el refuerzo positivo, recompensando el buen comportamiento. Se les anima a seleccionar un único comportamiento a la vez para que sea el foco principal y se les enseña cómo abordarlo en pequeños pasos. También enseña a los padres qué tipo de comportamientos deben evitar, como gritar o culpar, ofreciéndoles mejores alternativas.

Además, se enseñan estrategias a los padres para ayudar a sus hijos a reforzar la confianza en sí mismos y a ayudarles adecuadamente con las tareas escolares y otros problemas con los que puedan tener dificultades.

Esta formación suele correr a cargo de un terapeuta cualificado.

Formación

Existen varias estrategias terapéuticas para enseñar a las personas con TDAH, así como a sus seres queridos, ciertas habilidades que les ayuden a funcionar mejor. Tanto el enfoque como el tipo de entrenamiento dependen del individuo y de sus necesidades. Entre las habilidades que se enseñan a las personas con TDAH se incluyen:

- Formación en habilidades sociales: capacitar a las personas para interactuar más adecuadamente con los demás y sentirse más cómodas en entornos sociales.

- Entrenamiento conductual: enseñar a las personas con TDAH a gestionar de forma más positiva el comportamiento provocado por su TDAH.

- Entrenamiento organizativo: debido a la tendencia de las personas con TDAH a ser olvidadizas y a tener una mala gestión del tiempo, se les enseñan estrategias para recordarles las actividades y citas importantes, así como para mantenerles al día. Afortunadamente, hay muchas aplicaciones disponibles que pueden ayudar a las personas a organizar sus vidas.

Tratamiento de las comorbilidades

Como he mencionado anteriormente, las personas con TDAH tienen más riesgo de desarrollar comorbilidades como ansiedad, depresión, trastornos de la personalidad, etcétera. Si la comorbilidad es grave y tiene un impacto significativo en el funcionamiento de la persona, ésta debe buscar un diagnóstico. Las estrategias terapéuticas siguen siendo en gran medida las mismas y pueden adaptarse en función de las necesidades de la persona; sin embargo, hay otros medicamentos disponibles para tratar muchas afecciones comórbidas. Expondré brevemente los más utilizados:

- Inhibidores selectivos de la recaptación de serotonina (ISRS): Esta clase de fármacos es la terapia de primera línea para tratar una gran mayoría de trastornos mentales. Se desconoce su mecanismo exacto, pero se cree que bloquean la recaptación de serotonina en la hendidura sináptica para garantizar que el organismo disponga de más serotonina. Suelen recetarse para los trastornos de ansiedad, el trastorno depresivo mayor y el TOC.

- Inhibidores de la recaptación de serotonina y norepinefrina (IRSN): Estos fármacos bloquean la recaptación tanto de serotonina como de norepinefrina y suelen recetarse cuando fallan los ISRS.

- Antipsicóticos: En casos más extremos, pueden recetarse antipsicóticos para ayudar a estabilizar el estado de ánimo cuando la terapia antidepresiva por sí sola no es suficiente. Los antipsicóticos típicos son la generación más antigua de fármacos y se asocian con peores efectos secundarios y peor tolerancia. Los antipsicóticos atípicos son la generación más reciente y han demostrado tener mejores resultados y efectos secundarios. También se utilizan, como su nombre indica, para tratar los síntomas psicóticos.

Estrategias adicionales

Casi huelga decir que llevar una vida sana mejorará su estado de ánimo y su funcionamiento y bienestar general. El ejercicio no sólo mejora el estado de ánimo, sino que también puede ayudar a entrenar la coordinación y el control motor. Algunos estudios afirman que el ejercicio puede mejorar la concentración y la memoria. Los ejercicios aeróbicos son especialmente valiosos.

No hay pruebas científicas de que las dietas creadas específicamente para personas con TDAH marquen alguna diferencia, aunque es necesario seguir investigando. Una dieta equilibrada en general y beber mucha agua son recomendables para cualquier persona, tenga o no TDAH.

CAPÍTULO 5: CÓMO APOYAR A UN SER QUERIDO CON TDAH

Si conoces a alguien a quien le han diagnosticado TDAH y quieres ayudarle y apoyarle lo mejor que puedas, este capítulo es para ti. Ya seas padre, hermano o un amigo afectuoso, este capítulo te proporcionará algunas pautas generales sobre cómo puedes ayudar a alguien con TDAH y mejorar tu relación con él.

Padres y tutores

Las primeras personas que se verán afectadas por el TDAH de un niño suelen ser sus padres. Que a tu hijo le diagnostiquen TDAH puede provocar muchas emociones y preocupaciones. Puede que le preocupe cómo encajará en el colegio, cómo serán sus notas y qué impacto tendrá en su futuro. Como padre, lo más importante que puedes hacer es estar ahí para tu hijo y proporcionarle todo el amor, el cuidado y el apoyo que puedas.

Lo primero que debes hacer con respecto a tu hijo con TDAH es aceptarlo. No pueden evitar tener TDAH, y no es culpa tuya ni de nadie. Enloquecer por ello sólo hará que tu hijo se sienta rechazado y puede empeorar sus síntomas.

Debes intentar detectar cuándo tu hijo se está portando mal intencionadamente y cuándo sus acciones se deben a su TDAH. Puede que esto no sea fácil, pero disciplinar a su hijo por cada comportamiento etiquetado como "malo" puede hacer que se rebele o se retraiga, y puede reducir su confianza en sí mismo. La falta de disciplina, por otra parte, fomenta el mal comportamiento innecesario, el mal comportamiento y las acciones que pueden hacer daño a los demás y a sí mismos. Intenta encontrar la intención que hay detrás de sus acciones.

Aprenda todo lo que pueda sobre el TDAH, especialmente sobre el tipo concreto de TDAH de su hijo. Participe en terapias para que usted y su hijo estén lo más preparados posible para la mayoría de las eventualidades. Si cree que la medicación es necesaria, hable con los médicos y especialistas adecuados sobre sus recomendaciones y controle cómo responde su hijo a ellas.

Aunque resulte más difícil a medida que crecen, manténgase involucrado en la vida de su hijo y procure saber lo que le ocurre. Pase tiempo con él, aunque sólo sea viendo juntos un programa de televisión. Intenta crear un espacio seguro en el que se sientan cómodos para hablar de cómo se sienten y de lo que les preocupa. No finjas que no pasa nada y habla abiertamente sobre su diagnóstico de TDAH y sus dificultades. Habla con ellos tan a menudo como os sintáis cómodos (a nadie le gusta un padre autoritario, así que cuando tu hijo te pida espacio, dáselo). Intente ser emocionalmente neutral y abierto cuando acudan a usted en busca de ayuda, ya que enfadarse o disgustarse puede echar más leña al fuego. Es probable que usted sea la red de seguridad y la principal fuente de apoyo de su hijo.

Sepa cómo afecta el TDAH a su hijo. La experiencia de cada persona es distinta, y cada persona con TDAH lucha con aspectos diferentes. Si lo que más le cuesta es hacer amigos, habla con él e intenta ofrecerle o buscarle ayuda.

Si es posible, intenta matricular a tu hijo en un colegio que tenga en cuenta a los niños con TDAH. Hable de su TDAH con el director y sus profesores e intente elaborar un plan que funcione para su hijo. Habla a menudo con los profesores para saber cómo le va a tu hijo, por si no te lo cuenta todo en casa.

¿Le parece que nunca puede decidirse? Las personas con TDAH tienden a cambiar rápidamente de intereses. Tu hijo puede estar desesperado por probar el tenis, pero perder el interés al cabo de un mes y de repente querer probar con la guitarra. Es importante animarle a probar cosas diferentes, pero también enseñarle disciplina y el valor del compromiso y la dedicación a una sola tarea. Tampoco te gastes demasiado dinero; antes de comprarle a tu hijo una guitarra nueva porque está pasando por una fase, mira a ver cómo le va.

Intenta decirles sólo una cosa cada vez. Los niños con TDAH se sobreestimulan y abruman con facilidad, así que si quieres transmitirles algo, hazlo en pequeños pasos y sé lo más paciente posible. Recuerda que no suelen ser difíciles a propósito. Si tienes que llevarles a algún sitio a tiempo, deja tiempo extra si sabes que tu hijo se agobia cuando le meten prisa.

No tiene por qué hacerlo solo. Existen grupos de apoyo y cientos de foros en Internet donde puedes compartir y pedir consejo a otros padres que también tienen hijos con TDAH, o incluso a personas que padecen TDAH. No intentes ser un superhéroe. Acude a amigos o familiares para que te ayuden si es posible, e infórmales sobre el TDAH para encontrar el mejor apoyo para ti y tu hijo.

Socios

Todas las relaciones requieren trabajo, y todas las relaciones tienen sus aspectos fáciles y sus aspectos difíciles. Estar en una relación con alguien con TDAH tiene sus propios retos y recompensas. No debería ser algo que te asuste.

Si notas síntomas parecidos a los del TDAH en tu pareja, como olvidos, despistes, comportamiento inquieto e intranquilo, tendencia a perder las cosas o a hablar sin pensar, y no ha mencionado un diagnóstico de TDAH, pregúntale sobre ello si estáis lo suficientemente cómodos el uno con el otro y en una etapa de confianza de vuestra relación. Si no se lo han diagnosticado, sugiérele que acuda a un profesional. No les obligues; sé amable y compasivo al respecto. No todo el mundo se siente cómodo hablando de salud mental, o pueden venir de un entorno que se oponga a la terapia. Sé lo más cariñoso y alentador posible y, con suerte, tomarán la decisión de hacerlo.

Si a su pareja le han diagnosticado TDAH, quizá se pregunte qué hacer con esa información. Lo más sencillo es aceptarlo y no juzgar a tu pareja por ello. Nació con TDAH y no puede evitar tenerlo. El TDAH dura toda la vida y no tiene cura, pero puede controlarse con terapia, medicación o ambas.

Aprende todo lo que puedas sobre el TDAH. En Internet hay muchos recursos fiables sobre el TDAH en los que puedes familiarizarte con los síntomas y la terminología. Pregúntale a tu pareja por sus experiencias y dificultades y cómo se siente con su TDAH.

Identifique cuándo son los síntomas del TDAH los que les hacen cometer errores o perjudicarle involuntariamente. Por ejemplo, si olvidan repetidamente vuestro aniversario o siempre tienes que recordarles que se lleven las llaves, es el TDAH, no ellos. Las personas con TDAH suelen sentirse muy avergonzadas por sus síntomas y por cómo afectan a los demás, y pueden sobrecompensarlos realizando gestos exagerados de afecto o disculpándose por todo. Sin embargo, si tu pareja te está haciendo daño voluntariamente y no se responsabiliza de sus actos, no dejes que tu propia salud mental se resienta. Estás ahí para apoyarle y quererle, no para arreglarle, ser su padre o su saco de boxeo. Al fin y al cabo, tienen que responsabilizarse de su estado.

No son perezosos. A veces, la disfunción ejecutiva puede hacer que resulte increíblemente difícil realizar incluso las tareas más sencillas, como recoger la ropa del suelo. Esto se debe probablemente a una disfunción en la motivación. Rara vez se habla de este problema en individuos con TDAH. Cuando esto ocurra, dales tiempo para que superen su "atasco".

Es posible que su pareja tenga un millón de aficiones, saltando de una a otra a medida que su atención e intereses cambian. Muchas personas con TDA/H tienden a sobreestimar cuánto tiempo les llevarán los nuevos proyectos o cuánto tiempo mantendrán el interés, y a menudo son demasiado impacientes para "comenzar de a poco". Está bien tener aficiones -debería fomentar los intereses de su pareja-, pero vigílelas y asegúrese de que no invierten demasiado dinero en algo que podría durar sólo un mes.

Aprende estrategias de organización y comunicación que os ayuden a los dos. Si son olvidadizos, por ejemplo, coloca recordatorios grandes y fácilmente visibles por toda tu casa o apartamento. También existen aplicaciones que pueden proporcionar recordatorios y ayudar a mantener un registro de citas, tareas y fechas importantes. Si a tu pareja le cuesta llegar a tiempo, adelanta unos minutos todos los relojes y deja un margen de tiempo extra en vuestros horarios.

Averigua cuáles son sus puntos fuertes y desarrolla una rutina en la que sus puntos fuertes brillen para que puedas encargarte de las responsabilidades en circunstancias en las que suelen tener más dificultades. Por ejemplo, si le cuesta hacer la compra pero le gusta limpiar la casa, divídanse las responsabilidades en consecuencia. Si a los dos os cuesta hacer una determinada tarea -por ejemplo, cocinar-, buscad juntos la manera de que os salga bien a los dos.

Los malentendidos y los fallos de comunicación ocurren incluso en las parejas más neurotípicas. Cuando esto ocurra, intente reírse de ello y seguir adelante. Guardar rencor por algo involuntario sólo te hará infeliz y tendrá un efecto negativo en tu relación.

Si su pareja está dispuesta, vayan juntos a terapia. Podéis aprender estrategias adicionales que os serán útiles a ambos a la vez que reforzáis vuestra relación, y será una forma adicional de apoyo.

Y lo que es más importante, sean abiertos, hablen entre ustedes, escuchen y sean pacientes y comprensivos.

Amigos y hermanos

Los amigos y hermanos pueden utilizar la mayoría de los mismos consejos que las parejas. La cantidad de información que un amigo o hermano con TDAH está dispuesto a compartir contigo en comparación con una pareja puede diferir, así que todo depende del tipo de relación que tengáis.

Aunque no viváis juntos, visita a tu amigo o hermano con frecuencia para ver cómo está. Puede que se olviden de mantener el contacto, pero eso no significa que no se preocupen por ti. A muchas personas con TDAH se les da mal la correspondencia y responder a los mensajes de texto.

Si notas que tu amigo o hermano está pasando por un momento difícil o está luchando con un aspecto concreto de su TDAH, ofrécele apoyo o ayuda. Tal vez puedas aliviar algunas de sus cargas. Es posible que tenga problemas para alimentarse debido a una disfunción ejecutiva que le dificulta cocinar, así que considere la posibilidad de cocinarle algunas comidas o de invitarle a comer con usted los fines de semana. Cualquier pequeño gesto ayuda. Si no puedes ayudarles, intenta enviarles con alguien que sí pueda.

Extraños

Es posible que no sepas si un desconocido tiene TDAH o no basándote únicamente en su comportamiento. La cortesía común y ponerse en el lugar de los demás puede ayudar mucho. No juzgues a nadie innecesariamente por su comportamiento, ya que no sabes por lo que está pasando.

A menos que alguien haya intentado hacerte daño intencionadamente o haya estado a punto de causártelo por negligencia, la confrontación es innecesaria.

Detente siempre a considerar si el comportamiento de la otra persona realmente pretendía hacerte daño o si se trataba de una pequeña molestia causada sin querer.

Al fin y al cabo, trata a los demás con respeto y amabilidad y aléjate si no te devuelven la cortesía. Sé paciente si ves que alguien tiene dificultades y ofrécele ayuda o incluso una palabra amable si puedes dársela.

CONCLUSIÓN

El TDAH ha tenido un recorrido interesante en comparación con otros trastornos mentales, desde el debate sobre si existe o no hasta su controvertido tratamiento en forma de Ritalin. La historia estadounidense ha desempeñado un extraño papel en el aumento de la concienciación sobre el TDAH, especialmente durante la Guerra Fría y la determinación de EE.UU. de seguir siendo una potencia mundial. Aunque sus razones no estaban necesariamente a favor de los que luchaban contra el TDAH, sí dio lugar a más investigación sobre el TDAH.

El TDAH surgió aparentemente de la nada en la década de 1950, pero eso no significa que sea un invento. Al igual que ocurre con otros trastornos mentales, con la mejora de los métodos y la investigación psiquiátrica ha mejorado nuestra comprensión del cerebro humano y su funcionamiento, lo que nos ha ayudado a identificar a las personas que tienen problemas y con qué los tienen. La gente no se ha vuelto más enferma de repente; simplemente han mejorado las técnicas de diagnóstico y tratamiento. En un pasado no muy lejano, cualquiera que no fuera considerado "normal" era ingresado en un manicomio donde podía mantenerse alejado del resto de la sociedad y no ser una "carga". Todo se etiquetó como una forma de locura, y las estrategias de tratamiento de la época no siempre eran adecuadas.

Por suerte, los seres humanos buscamos, mejoramos y crecemos constantemente.

Independientemente de la opinión pública sobre la validez de un diagnóstico de TDAH, hay gente ahí fuera que lucha contra estos síntomas, y muchos de ellos no reciben el tratamiento y el apoyo que necesitan. Gracias a los cambios en la tolerancia hacia las enfermedades mentales y a que las sociedades se centran más en la salud mental, afortunadamente esto está cambiando y el mundo está dando cabida poco a poco a los neurodivergentes.

Aunque el TDAH puede afectar significativamente al funcionamiento normal y a las relaciones, hay esperanza. Con terapia y la opción de medicación, así como aprendiendo habilidades de gestión y organización, las personas con TDAH pueden llevar una vida plena.

Tenemos que dejar de intentar obligar a las personas con TDAH a comportarse de forma más neurotípica y, en su lugar, empezar a centrarnos en cómo ayudarles a utilizar sus fortalezas y habilidades naturales. Una vez que dejemos de demonizar a las personas con TDAH y empecemos a apoyarlas, se producirá un cambio en la forma en que se perciben a sí mismas y, a su vez, podrán ser miembros activos de la sociedad.

Existe una clara necesidad de más investigación sobre las causas del TDAH, así como de alternativas terapéuticas más seguras que los estimulantes. Además, el sistema educativo estándar no es capaz de enseñar a los niños neurodivergentes, y es necesario sustituir el actual sistema anticuado por otro más flexible. Los sistemas educativos también necesitan más financiación y personal equipado para tratar a los niños neurodivergentes. Tras una pandemia mundial en la que muchas personas no tuvieron acceso a las fuentes habituales de apoyo y ayuda, también existe una clara necesidad de desarrollar servicios terapéuticos y otros servicios sanitarios eficaces a distancia.

La opinión pública sobre el TDAH sólo puede cambiar si se sigue educando e informando y si se evita el sobrediagnóstico con la ayuda de médicos cualificados. También es necesario mejorar el diagnóstico de las niñas con TDAH, ya que muchas pasan desapercibidas y nunca llegan a ser diagnosticadas o lo son en la edad adulta, cuando podrían haber recibido el apoyo que necesitaban mucho antes.

Por último, a la persona con TDAH que lea esto: No es culpa tuya y no has hecho nada malo. El TDAH no es algo que tengas que ocultar o de lo que tengas que avergonzarte. Vivir con TDAH es un proceso de aprendizaje permanente; a veces es un paso adelante y dos atrás. Y no pasa nada.

Si crees que tú, un amigo o un familiar podéis tener TDAH, ¡ve a que te diagnostiquen o anímales a hacerlo! Y recuerda, sé amable y paciente contigo mismo.